ANNALES

D'HYGIÈNE PUBLIQUE

ET

DE MÉDECINE LÉGALE.

HYGIÈNE PUBLIQUE.

DES ÉPIDÉMIES

SOUS LES RAPPORTS DE L'HYGIÈNE PUBLIQUE, DE LA STATISTIQUE MÉDICALE ET DE L'ÉCONOMIE POLITIQUE.

PAR L.-R. VILLERMÉ.

JE vais, dans ce mémoire, considérer les maladies qui attaquent à-la-fois beaucoup de personnes, c'est-à-dire les épidémies, autrement que ne l'ont fait les médecins, et sous des rapports que l'on a jusqu'ici fort peu étudiés. Mon but est de rechercher si les épidémies sont aussi fréquentes et aussi meurtrières qu'elles l'étaient autrefois, mais surtout d'examiner quels sont leurs effets sur le mouvement de la population. Des questions d'un grand intérêt, et dont plusieurs n'avaient pas encore été abordées, vont nécessairement être traitées par moi.

§ Iᵉʳ. — *Influence de la civilisation sur la fréquençe et l'intensité des épidémies.*

Parmi les épidémies qui furent à-la-fois le plus répandues et le plus meurtrières, il faut, sans aucun doute, mettre au premier rang cette mémorable *peste-noire* du XIVᵉ siècle, qui, pendant plus de trente années, promena ses ravages dans presque toutes les régions du monde alors connu, l'ancien continent. Elle enleva à la Moscovie, à la Pologne, à l'Allemagne, à la Suède, aux Pays-Bas, à la Grande-Bretagne, à la France, à la Suisse, à l'Italie, etc., du cinquième au tiers, assure-t-on, de leurs habitans, et dans plusieurs pays, jusqu'à la moitié. Dans certains lieux, la population se trouva réduite à moins du quart de ce qu'elle était auparavant; et même des grandes villes, nommément celle de Smolensk, l'une des plus populeuses de l'époque, restèrent presque sans habitans. L'épidémie affreuse de 1709 et 1710, occasionée principalement par la disette, fut bien moins dépopulatrice.

Depuis ces deux épouvantables fléaux, on n'a rien vu de pareil dans nos climats, où d'ailleurs, par une culture alterne, mieux entendue, plus variée dans ses produits qui se suppléent les uns les autres, enrichie de la pomme-de-terre dont les récoltes ne sont point sujettes à manquer; et par des communications plus promptes, plus multipliées entre les pays lointains, par des logemens plus commodes, plus salubres, par des vêtemens plus faciles à se procurer, par des industries nouvelles et une administration publique meilleure, l'aisance est devenue plus commune qu'autrefois, et les disettes, les famines plus rares, moins générales, moins horribles.

Nous devons bien certainement à ces progrès de la civilisation de ne plus observer chez nous d'aussi excessives mortalités que jadis ; car on voit partout les épidémies diminuer de fréquence et d'intensité, à mesure que la barbarie s'efface, ou que les arts et les institutions se développent, se perfectionnent et s'appliquent ou servent à un plus grand nombre d'hommes.

Le moment paraîtra peut-être mal choisi pour une semblable assertion. Comment ne pas l'appeler un paradoxe, en considérant quels ravages le choléra-morbus a faits depuis sa première apparition, en 1817? On dira que cette maladie a sévi dans les lieux les plus salubres comme dans les plus malsains, frappé les riches comme les pauvres, et éclaté de prime-abord dans Paris, le foyer des lumières et des perfectionnemens de la civilisation, où elle a exercé ses plus grandes fureurs avant même d'attaquer d'autres villes de la France. La plupart de ces objections sont fondées, mais il n'est point vrai que le choléra ait sévi indifféremment et avec la même intensité contre les riches et contre les pauvres, du moins dans cette capitale et dans les autres communes du département de la Seine ; car, proportion gardée, ce sont les indigens, et parmi ceux-ci, les plus misérables, qui en ont, presque partout, principalement souffert, c'est-à-dire, ceux qui participent le moins aux avantages que procurent les diverses industries. Et d'ailleurs, avancer, comme je le fais, que les épidémies ou les pestes deviennent moins fréquentes, moins meurtrières, par les progrès de la civilisation, ce n'est pas dire que leur extinction complète doive en être le résultat. Enfin, je ne confonds pas, dans mon assertion, des épidémies ordinaires, qui dépendent de la température et de ses brusques variations, ou des autres qualités sensibles de l'air, de la nourriture, des logemens, de certaines mœurs, ou de toute autre circonstance connue, avec des épidémies tout-à-fait insolites, qui n'apparaissent qu'à de longs intervalles, et dont rien ne semble pouvoir favoriser ou bien, au contraire, enrayer le développement.

L'histoire des épidémies d'une seule maladie, de la petite-vérole, par exemple, suffirait pour prouver l'heureuse influence de la civilisation. Ainsi, suivant un voyageur français, M. de Lesseps, au Kamtschatka, en 1767 et 1768, les *trois quarts* des naturels périrent de la petite-vérole (1), laquelle, assure-t-on, fit de tels ravages parmi les Indiens de l'Amérique, vers 1520, qu'ils en ont fait une époque invariable, d'où ils datent, pour compter leurs années, comme de l'événement le plus fatal ou le plus extraordinaire qui leur soit jamais arrivé. Quels sont les peuples policés, je le demande, à qui la petite-vérole ait jamais fait tant de mal?

Il est vrai que cette maladie, essentiellement contagieuse et qui n'attaque d'ordinaire qu'une seule fois la même personne, a dû, dans les deux exemples cités, immoler d'autant plus de victimes, qu'elle enva-

---

(1) Elle leur fut apportée par un matelot russe venant d'Okotsk. Voir le *Journal historique du Voyage* de M. DE LESSEPS, 1re partie, p. 126. Paris, 1790.

hissait des populations dont tous les individus étaient aptes à la contracter. Mais aussi, quelle différence entre la proportion des morts, quelque exagérée qu'on la suppose ici, et celle qu'on observe en Europe et dans les autres pays le plus civilisés, où la petite-vérole fait périr le septième ou environ des malades! Enfin, la civilisation ne triomphe-t-elle pas tout-à-fait de cette maladie, par le préservatif de la vaccine?

A Viareggio, dans la principauté de Luques, les habitans en petit nombre et dans un état déplorable de misère et de barbarie, étaient chaque année, depuis un temps immémorial, attaqués à la même époque, par des fièvres d'accès; mais en 1741 on construisit des écluses dont les portes mobiles permettent l'écoulement, dans la mer, de l'eau des marais, et s'opposent à ce que ceux-ci soient de nouveau submergés par la mer, lors des flux et tempêtes. Cette construction, qui supprima les marais d'une manière permanente, fit aussitôt disparaître les fièvres. Bref, le canton de Viareggio est aujourd'hui l'un des lieux les plus salubres, les plus industrieux, les plus riches des côtes de la Toscane; et une partie des familles dont les grossiers aïeux succombaient tous les ans, sans savoir s'en garantir, aux épidémies d'*aria cattiva*, y offrent une santé, une vigueur, une longévité et un caractère moral qui jadis y étaient inconnus.

On dira que, dans cet exemple, le climat est changé. Oui, mais qu'est-ce qui a changé le climat, si ce n'est une administration éclairée, c'est-à-dire, la civilisation qui, du même coup, a fait aussi cesser la cause des maladies épidémiques? Une chétive et misérable peuplade dont les générations ne vivaient peut-être

pas la moitié de la vie ordinaire, un sol maigre et sté-
rile, un air empoisonné ont cédé la place à un air très
sain, à un sol que l'agriculture fertilise, et à une belle
et nombreuse population qui présente le spectacle,
toujours si ravissant, de l'abondance, de la santé et du
bonheur. Ce miracle est, je le répète, celui de la civilisation.

N'est-ce pas elle aussi qui diminue l'insalubrité na-
turelle de la Zélande, et prévient, dans tant d'autres
cantons, l'intensité des épidémies périodiques de fièvres qui s'y développent presque tous les ans? C'est
encore une différence de civilisation qui rend d'*ordinaire* les épidémies dans les campagnes et plus générales et plus meurtrières que dans des villes.

Ce dernier fait, observé par moi, a d'ailleurs été si-
gnalé depuis long-temps par Thomas Short. Suivant
cet auteur, les épidémies n'emportaient pas *communément*, avant le milieu du dernier siècle, à Londres
et dans les autres grandes villes de l'Angleterre, un
tiers, un quart, ou même un cinquième plus de personnes qu'il n'en meurt dans les années salubres; tandis que dans les campagnes, une année épidémique
voyait quelquefois mourir six, dix, quinze, ou même
dix-huit à vingt fois autant de monde que dans une
année très saine. (1)

Il y a bien loin, certainement, de ces dernières proportions établies pour la ville de Londres, à celles que
Graunt avait calculées d'après les bills de mortalité

---

(1) *New Observations on City, Town, and Country Bills of
Mortality*, 1750, p. 101.

des années épidémiques les plus mémorables de la fin du XVIᵉ siècle et du commencement du XVIIᵉ. Il en résulterait qu'on aurait constaté dans Londres, savoir :

En 1592	26,490	Enterremens, dont les	11725 ou les	44/100	
1593 (1)	—	—	10/17 —	59/100	ou environ par l'effet de la peste. (5)
1603 (2)	38,244	—	30/37 —	81/100	
1625 (3)	54,265	—	7/10 —	70/100	
1636 (4)	23,359	—	10/23 —	41/100	

Mais la comparaison que l'on voudrait faire des résultats que présente ce petit tableau avec ceux des paroisses isolées dans les campagnes, ne saurait être admise; car les proportions indiquées ici sont les moyennes de toute la ville de Londres, dont quelques quartiers ou rues ont dû souffrir beaucoup moins, et d'autres beaucoup plus. On ne pourrait établir de parallèle, sous ce rapport, qu'entre un quartier donné et une paroisse des campagnes ayant à-peu-près la même population; condition à laquelle Short n'a pas d'ailleurs satisfait dans la comparaison citée un peu plus haut; de sorte que ce médecin statisticien a véritablement exagéré des différences très réelles, mais moins considérables qu'il ne l'a dit.

(1) Dans son ouvrage publié récemment, et intitulé : *Mortality of the metropolis*, etc., M. J. Marschal indique, d'après l'ouvrage d'un M. Bell (*London's Remembrancer*), 25,886 enterremens totaux, à dater du 6 mars, dont 11,503 devaient être attribués à la peste. *V.* les p. 65 et 66.

(2) M. Marschall indique 42,043, à dater du 13 mars, dont 36,269, ou les 86 centièmes auraient succombé à la peste. *Ibid.*

(3) Ce serait, selon M. Marschall, 35,417 qui seraient morts de la peste sur les 54,265.

(4) D'après M. Marschall, la peste aurait enlevé 10,400 individus sur ce nombre de 23,359, ou les 44 centièmes.

(5) *V.* l'ouvrage précité de Short, p. 274.

Dans la ville de Paris, « à mesure que les connais-
« sances utiles aux hommes, se sont répandues et ont
« influé sur les actes de l'administration (c'est-à-dire
« à mesure que la civilisation a fait des progrès ou est
« devenue plus générale), les grandes mortalités ou
« les grandes épidémies, dont ces mortalités étaient les
« conséquences, sont devenues beaucoup plus rares...
« On voit que vers le commencement du XVIIIᵉ siècle,
« le nombre annuel des morts a changé, dans le seul
« intervalle de huit années, de treize mille jusqu'à
« vingt-neuf mille, et, en général, on trouve à ces
« époques, d'une année à l'autre, des variations très
« considérables dans le nombre des morts. Les hivers
« rigoureux, les disettes, les épidémies, le défaut de
« soin et de remèdes, l'insalubrité des hôpitaux et des
« habitations produisaient alors (dans Páris) des
« effets funestes et rapides. Mais des vues plus éclai-
« rées et plus humaines, ont depuis dirigé l'adminis-
« tration des secours publics; la disposition générale
« des esprits, l'expérience et les progrès de l'indus-
« trie ont amené d'heureux changemens. Le nombre
« des décès annuels, toujours variable, comme étant
« assujéti à des causes très diverses, s'est rapproché de
« sa valeur moyenne... Il peut en différer aujourd'hui
« soit en plus, soit en moins, de la quinzième partie
« de cette valeur, et vers la fin du XVIIᵉ siècle, il
« n'était pas rare (tant les épidémies étaient alors
« communes et meurtrières), que la différence fût
« d'un quart, d'un tiers, et elle pouvait être de
« moitié. »

Ce que je viens de dire sur Paris, je l'ai pris tex-
tuellement, afin de donner plus de poids à mes pa-

roles, dans le mémoire de M. Fourier sur la population de cette ville, mémoire que l'on trouve en tête du second volume des *Recherches statistiques sur la ville de Paris et le département de la Seine* (1)

Cette diminution de fréquence et d'intensité des épidémies est incontestable pour l'Europe : je pourrais en citer beaucoup d'exemples (2). Toutefois plusieurs localités et en particulier les environs de Rome et de Venise, ne paraissent pas y participer.

Enfin, un résultat semblable s'observe dans tous les pays qui, de la barbarie ou de l'ignorance et de la misère, passent à l'état de civilisation, ou d'une civilisation imparfaite à une civilisation perfectionnée. Les épidémies d'autrefois n'étaient donc si générales et si meurtrières dans nos climats, que parce que les moyens de santé ou de conservation que donnent au-

(1) Année 1823, p. xxv.

(2) Si les renseignemens recueillis par M. J. MARSCHALL sont exacts, il y a eu, dans la ville de Londres, pendant soixante-dix années consécutives du xviiᵉ siècle, de 1604 à 1682 inclusivement, jusqu'à dix-huit années dans chacune desquelles la peste ou d'autres épidémies ont fait mourir plus de mille personnes, alors que la ville comptait bien moins d'habitans qu'aujourd'hui, et seulement sept années, dont quatre à dater de 1670, entièrement libres de ces fléaux. On aperçoit d'ailleurs, en jetant un coup-d'œil sur la suite des tableaux, que les différences dans la quantité annuelle des décès ou enterremens (*burials*) ont, pour ainsi dire, presque graduellement diminué jusqu'au commencement de ce siècle, du moins lorsqu'on examine les différences dans chaque dizaine d'années consécutives. Ainsi, on trouve, pour l'intervalle de 1740 à 1749, une différence de 20 à 32, une de 18 à 24 pour l'intervalle de 1750 à 1759, une de 20 à 26 pour l'intervalle de 1760 à 1769, etc., et depuis 1800, une de 18 à 21, de 20 à 24 et de 22 à 27. (*V.* l'ouvrage précité, p. 70 et 71.)

jourd'hui les arts, les sciences et une aisance devenue plus communes, n'étaient pas aussi grands.

Faisons remarquer, d'ailleurs, que le fait bien certain, bien avéré, que les épidémies frappent partout en général, et proportion gardée, les classes misérables ou indigentes beaucoup plus que les classes aisées, est du même ordre, et confirme, par conséquent, tous ceux que l'on vient de rapporter.

§ II. — *Fréquence des épidémies.*

Les épidémies reviennent à des époques plus ou moins rapprochées dans les différens pays, suivant que ces pays sont insalubres ou salubres, suivant que les récoltes y sont ou non sujettes à manquer, suivant l'inhabileté ou l'habileté, l'insouciance ou la sollicitude de l'administration, suivant l'état de misère ou d'aisance publique, et suivant qu'il y a ou qu'il n'y a point un excès de population. En général, si l'on excepte les lieux insalubres, on peut dire avec M. Malthus, que les épidémies indiquent partout où elles se renouvellent fréquemment, la misère du peuple, ou, ce qui est la même chose, un excès de population relativement aux moyens d'existence dont elle jouit.

Il ne saurait entrer dans mon plan de dire tout ce qui rend un pays insalubre, ni d'indiquer ceux qui le sont. Je crois devoir rappeler seulement que la funeste influence des marais s'accroît singulièrement par la haute température, et qu'il est au moins bien vraisemblable que, sous le ciel de Rome, une partie de la Hollande aurait l'insalubrité des marais Pontins, sous le ciel encore plus ardent de Java, celle de Batavia, et que si Batavia ou les marais Pontins se trouvaient sous les 52e ou 54e degré de latitude boréale, ils ne seraient pas plus malsains que la Zélande ou les bords du Zuyderzée. Il est prouvé, en outre, que certaines épidémies, comme celles de fièvre jaune, etc., ont toujours été observées dans des climats plus chauds que le nôtre.

Si l'on excepte les cantons marécageux, que des fièvres ou d'autres maladies épidémiques désolent régulièrement chaque année ou presque chaque année, nous manquons de renseignemens exacts sur la fréquence des épidémies dans les autres lieux. Thomas Short a calculé, avant 1750, qu'elles revenaient communément tous les quatre à huit ans, pour les paroisses des campagnes de l'Angleterre (1). Ce sont les registres d'enterremens qui lui ont donné ce résultat. Enfin, il a conclu de ses recherches, que les années décidément épidémiques étaient aux autres comme deux est à onze, et que sur quarante quatre années consécutives, vingt-trois à vingt-quatre comptaient un petit nombre de décès, huit étaient très meurtrières, et que les douze à treize restantes ne pouvaient être appelées, ni salubres, ni insalubres.

Nous lisons dans le même auteur, que les grandes villes étaient alors assez rarement exemptes de quelque épidémie contagieuse, telle que la petite-vérole, la rougeole, etc. Mais il est évident que depuis la découverte de la vaccine, la petite-vérole ne peut plus être, comme autrefois, permanente dans les grandes villes, et que, pour cette raison déjà, la fréquence des épidémies, en général, doit avoir un peu diminué partout.

_____

(1) Ouvrage précité, p. 91 et suiv.

Je n'ai pu d'ailleurs rien recueillir de complet ou d'exact sur les retours plus ou moins fréquens de ces maladies, même dans les ouvrages dont les titres me promettaient le plus de renseignemens.

Curieux de savoir combien souvent la ville de Paris et la France entière sont, ou ont été en proie à des épidémies très funestes, et considérant, d'une manière tout-à-fait arbitraire, comme années épidémiques seulement, celles qui m'offraient le plus de décès, ou au moins un excédant du dixième sur ceux d'une année immédiatement voisine, j'ai trouvé :

1° *Pour Paris.*

6 années paraissant avoir été épidémiques. . . . Sur 13 du XVIIe siècle.

5	—	De 1709 à 1720 (12 ans).
4	—	De 1721 à 1730
5	—	De 1731 à 1740
4	—	De 1741 à 1750
4	—	De 1751 à 1760
4	—	De 1761 à 1770
4	—	De 1771 à 1780
4	—	De 1781 à 1790
5	—	De 1791 à 1800
3	—	De 1801 à 1810
3	—	De 1811 à 1820 (1)
2	—	De 1821 à 1830 (2)

(1) *V.* pour les douze premières périodes, les *Rech. statistiq. sur la ville de Paris*, tabl., n° 53 du vol. de 1823.

(2) *V.* la collection des *Annuaires du Bureau des Longitudes.*

2ᵉ *Pour la France entière.*

5 Années paraissant avoir
    été épidémiques . . . De 1771 à 1783 inclusiv. (1)

3   —   De 1802 à 1811 inclusiv. (2)

o ou 2 au plus . . . . . . De 1817 à 1829 inclusiv. (3)

Et cependant, en 1817, il y a eu, dans plusieurs départemens, une véritable disette. D'ailleurs, il ne se passe point d'année, dans un pays aussi grand que la France, sans que plusieurs cantons, j'allais dire beaucoup, ne soient ravagés par des maladies épidémiques. Mais lorsque celles-ci ne se propagent pas à une surface du territoire beaucoup plus grande que de coutume, ou n'ont pas une gravité extraordinaire, la destruction qui en résulte se renouvelant chaque année, bien que dans des cantons souvent différens, ne s'aperçoit que dans les lieux particulièrement frappés, et nullement dans la somme totale des décès du royaume. Les malheurs, les désastres, dans lesquels les habitans des lieux qui s'en trouvent attaqués peuvent voir de grands maux, n'affectent en rien, véritablement, la population de la France entière, pas plus qu'une peste qui enleverait tout le monde dans un seul de nos départemens, n'affecterait la population totale du globe.

---

(1) V. *Mém. de l'Acad. roy. des Sc.*, an 1784, p. 592.

(2) V. *Exposé de la situation de l'empire* (*français*) *présenté au corps législatif dans sa séance du 25 février* 1813. V. dans les tableaux annexés à cet *Exposé*, celui de la p. 8.

(3) V. la collection des *Annuaires du Bureau des Longitudes.*

Remarquons d'ailleurs que les faits que je viens de rapporter, sont des preuves nouvelles que les maladies épidémiques sont moins fréquentes et moins meurtrières qu'elles n'étaient autrefois; en d'autres termes, que les grandes mortalités deviennent de moins en moins communes par l'heureuse influence d'une civilisation progressive.

§ III. — *Déplacement, dans plusieurs endroits, par la cessation d'épidémies périodiques, des époques annuelles du* MAXIMUM *et du* MINIMUM *de la mortalité.*

Signalons maintenant un fait non moins curieux que ceux qui précèdent, eu égard à l'influence de la civilisation sur la marche des épidémies.

Autrefois, à Paris, la fin des étés les plus chauds s'accompagnait de maladies épidémiques. On en a la preuve lorsqu'on lit les notes placées à la suite d'une partie des tableaux officiels publiés régulièrement chaque mois, sous le titre de *Mortuaires de la ville de Paris.* Aussi les mois d'août et de septembre, mais surtout le dernier, qui comptent depuis long-temps très peu de décès, en avaient-ils considérablement, pendant les dernières années du XVII° siècle et pendant les premières du XVIII°. Le tableau suivant de l'ordre des mois rangés entre eux, pour différentes époques, d'après le nombre décroissant des morts d'un jour moyen, donnera une idée des changemens dont il s'agit, survenus depuis lors dans la ville de Paris.

Tableau de l'ordre des mois.

13 années de la fin du xvii° siècle.	20 années jusqu'à 1724, y compris les 13 de la colon. précéd.	20 années depuis 1723 jusqu'à 1742.	20 années depuis 1743 jusqu'à 1762.	20 années depuis 1763 jusqu'à 1782. (1)	10 années finies en 1817 (1814 a été retranché). (2)	10 années depuis 1817 jusqu'à 1826. (3)
Sept.	Février.	Avril.	Avril.	Avril.	Avril.	Avril.
Décemb.	Sept.	Mars.	Mars.	Mars.	Mars.	Mars.
Janvier.	Avril.	Mai.	Février.	Février.	Février.	Mai.
Novemb.	Janvier.	Février.	Mai.	Janvier.	Janvier.	Janvier.
Mars.	Mars.	Janvier.	Janvier.	Mai.	Mai.	Février.
Mai.	Mai.	Décemb.	Juin.	Déc.	Décemb.	Juin.
Août.	Octobre.	Juin.	Déc.	Juin.	Juin.	Sept.
Février.	Novemb.	Sept.	Novemb.	Octobre.	Sept.	Décemb.
Octobre.	Décemb.	Août.	Octobre.	Sept.	Novemb.	Août.
Avril.	Août.	Octobre.	Sept.	Novemb.	Octobre.	Octobre.
Juin.	Juin.	Novemb.	Juillet.	Juillet.	Août.	Novemb.
Juillet.	Juillet.	Juillet.	Août.	Août.	Juillet.	Juillet.

Ce tableau est fondé sur deux millions de décès; et d'ailleurs je pourrais en produire d'analogues pour d'autres villes. Il en résulte que par l'effet de la diminution progressive des épidémies qui désolaient si souvent Paris, jadis, à la fin des étés, l'époque annuelle du *maximum* de la mortalité dans cette ville, a été déplacée. Pendant les années du XVII° siècle pour lesquels on a des renseignemens, ce *maximum* tombait en automne, et maintenant c'est au printemps.

(1) *V.* dans le second vol. des *Rech. statistiq.* sur Paris, le tabl. n° 55. L'ordre attribué aux treize années de la fin du XVII° siècle, résulte d'un dépouillement fait par moi, sur les *Mortuaires de la ville de Paris.*

(2) FRIEDLANDER, *V.* l'art. MORTALITÉ du *Dict. des Sc. méd.*

(3) Calculé d'après les 3° et 4° vol. des *Rech. statistiq. sur la ville de Paris.*

Jadis le *minimum* s'observait au commencement de l'été, et de nos jours c'est un peu plus tard. Enfin, le mois de septembre, qui se trouve le plus chargé de morts dans la première colonne, devient successivement, en se rapprochant de l'époque actuelle, le second, le huitième, le neuvième et le septième dans les colonnes suivantes; le mois d'août, qui venait d'abord le septième, devient, en se rapprochant de nous, le neuvième, dixième, onzième ou douzième; et le mois de juin, qui est le onzième dans les deux premières colonnes, remonte et se place le septième ou même le sixième dans toutes les autres.

Cette preuve des améliorations qui ont eu lieu à Paris, depuis la fin du règne de Louis XIV, soit dans l'état sanitaire de la ville elle-même, soit dans le sort, dans la condition de ses habitans, est décisive; car on peut affirmer que les changemens que nous venons de constater tiennent, non à un accroissement de mortalité pendant la saison qui en offre aujourd'hui le *maximum*, mais à une diminution durant la saison qui comptait autrefois le plus de décès.

Il serait inutile de s'arrêter à faire remarquer l'importance de semblables faits, le lecteur les appréciera bien lui-même. Mais on a dû les établir avec quelque développement, parce qu'ils sont enregistrés ici, pour la première fois, dans les archives de la science, et rapportés à leurs véritables causes.

§ IV. — *Rapports des épidémies avec leurs causes.*

Les épidémies dépendent nécessairement de causes qui agissent à-la-fois sur un grand nombre de personnes.

Celles-ci ne sont que des maladies ordinaires, mais devenues plus fréquentes; on les observe partout. Celles-là tiennent à des conditions, à des circonstances insalubres propres à certaines localités ou bien à certains climats, dans lesquels on les observe exclusivement.

Les unes sont la suite des mauvaises récoltes ou des disettes, et il y en a d'autres, comme la peste de Provence de 1720, comme la peste-noire du xiv° siècle, comme le choléra qui ravage encore l'Europe, dont les causes sont demeurées couvertes d'un voile impénétrable, du moins jusqu'aujourd'hui. Ces dernières reviennent à de longs intervalles, occasionnent beaucoup d'épouvante, et sont, avec celles qui dépendent des disettes, ordinairement les plus meurtrières de toutes.

Il ne saurait entrer dans mon plan de dire ici, avec plus de détails, les causes des épidémies. Toutefois, je dois indiquer comment on peut faire ressortir le rapport des épidémies avec la constitution atmosphérique et la marche des saisons, autant du moins que notre sujet le demande.

Pour cela, il faut compter ou énumérer pour chacune des diverses maladies épidémiques (il n'est point ici question des autres), les malades de chaque mois, pendant une certaine série d'années, et l'on compare ensuite. On peut encore, pour rendre le rapport dont il s'agit plus palpable, plus frappant aux yeux de tout le monde, tracer, comme l'on fait Richard Kirwan, Playfair, et MM. de Humboldt, Quetelet, Guerry, etc., pour d'autres faits du plus haut intérêt, sur un tableau graphique divisé en douze colonnes

représentant les douze mois de l'année, des lignes
courbes que l'on mène par chaque colonne ou mois
et que l'on élève ou abaisse suivant que le nombre des
malades s'accroît ou suivant qu'il diminue. De cette
manière, on reconnaît bien vite, lorsque les observations sont assez nombreuses et comprennent des
périodes assez longues, la véritable influence des saisons et des principales qualités de l'air dans la production ou le développement de beaucoup d'épidémies.

On voit, par exemple, que c'est en été ou vers la
fin de cette saison, que règnent principalement les
épidémies de petite-vérole, de rougeoles, d'ophthal-
mies, et pendant l'hiver que ces maladies attaquent
le moins de personnes; que les bronchites, les rhumes
ou catarrhes pulmonaires et les fluxions de poitrine,
sont rares pendant la saison chaude, et fréquens,
même souvent épidémiques, pendant les froids, surtout quand ceux-ci sont humides. Les lignes courbes
qui indiqueraient la marche annuelle de toutes ces
maladies se rapprocheraient beaucoup, pour les premières, d'une ligne qui représenterait la marche générale de la chaleur atmosphérique, et seraient en
sens inverse pour les secondes.

De cette corrélation, il semble bien résulter que
la saison des fortes chaleurs favorise le développement
à l'état épidémique des principales maladies éruptives
de l'enfance; tandis que le froid, surtout le froid
humide, fait naître et multiplie les maladies de poitrine (1). Enfin, c'est aux époques annuelles des va-

(1) Des faits soigneusement recueillis dans beaucoup de climats
confirment la première partie de cette induction; mais aussi ils nous

riations de température, aux époques où l'on est le plus exposé aux refroidissemens subits, que ces dernières maladies deviennent souvent épidémiques, par le grand nombre de ceux qu'elles attaquent. Cela nous explique comment les personnes qui fréquentent les églises, y contractent souvent des rhumes pendant l'été. C'est très vraisemblablement à la même cause qu'il faut attribuer ce fait, numériquement constaté par M. Benoiston de Châteauneuf, que les prélats et les religieux, dont la mortalité est si faible jusqu'à soixante ans, meurent, passé cet âge, dans une bien plus forte proportion que les princes laïques et les pairs de France ou de la Grande-Bretagne. (1)

On trouve encore, d'après la même méthode, adoptée pour une certaine suite d'années, que les épidémies de fièvres d'accès dans les cantons marécageux sont produites, chez nous du moins, beaucoup plus par le desséchement ou le presque desséchement des marais, que par les variations ou conditions météorologiques propres aux mois d'août, de septembre et d'octobre; car le règne épidémique des fièvres dont il s'agit avance ou retarde comme le desséchement; de sorte qu'il y a des cantons où ces maladies ne font que commencer et d'autres où elles cessent déjà, quand elles s'offrent ailleurs dans toute leur force.

---

apprennent que, dans les contrées les plus chaudes de l'Europe, les rhumes et les fluxions de poitrine sont aussi fréquens, pour le moins, pendant l'été que pendant l'hiver, et que dans le nord, où l'on sait si bien se garantir des rigueurs de la dernière saison, on observe principalement ces maladies durant l'automne et au printemps.

(1) *Mém. sur la durée de la vie chez le riche et chez le pauvre*, inséré dans les *Annales d'Hygiène publique et de Méd. légale*, tome 3e, p. 5.

Je pourrais encore faire voir de la même manière,
c'est-à-dire en énumérant, mois par mois, les malades
des diverses épidémies pendant des périodes assez longues, ou bien en représentant les résultats de ce travail à l'aide de lignes courbes dans des tableaux gra-
phiques ; je pourrais encore faire voir de la même
manière, dis-je, que dans les pays chauds où l'on observe la fièvre jaune, cette maladie n'est épidémique
à bien dire, surtout à mesure qu'on s'éloigne de l'é-
quateur, que durant l'été ; que dans les mêmes pays
cette dernière saison est, de beaucoup, la plus meurtrière pour les Européens, ou les personnes non ac-
climatées, tandis que c'est l'hiver pour les nègres (1) ;
que dans les Indes Orientales les fièvres appelées ré-
mittentes, bilieuses, les dyssenteries, les diarrhées
deviennent principalement épidémiques pendant la
saison des pluies, les affections du foie durant la saison chaude, etc. (2)

En résumé, on arrive à cette conclusion : qu'il
y a presque continuellement des maladies domi-
nantes relativement aux autres, qu'elles sont *ordinairement* les mêmes durant les mêmes saisons, et se
remplacent, se succèdent ou changent comme celles-
ci ; que ces maladies deviennent *souvent* épidémiques
par la quantité des personnes qu'elles attaquent ; mais

---

(1) V. *Historia economico-politica y estadistica de la Isla de
Cuba*, etc., par don Ramon DE LA SAGRA. Voir surtout les tableaux des décès mois par mois.

(2) *Researches into the causes, nature and treatement of
the more prevalent diseases of India*, etc. ; par M. Jacques AN-
NESLEY. Voir surtout les tables.

qu'elles ne sont point, à beaucoup près, les seules épidémies, ni les plus meurtrières.

Lorsque les épidémies sont produites par la disette, les saisons sur lesquelles elles portent particulièrement sont, dans nos climats, la fin de l'hiver, tout le printemps et l'été qui suivent la moisson qui a manqué, mais surtout le printemps. Cela va résulter évidemment pour toutes les communes rurales réunies de l'ancien royaume des Pays-Bas (la Hollande et la Belgique), de la comparaison du nombre des décès de chaque mois dans une année ordinaire et dans l'année 1817, que la mauvaise récolte de 1816 a rendu épidémique.

Décès par mois dans les communes rurales de l'ancien royaume des Pays-Bas.

MOIS.	ANNÉE MOYENNE pour la période de 1815 à 1826 inclusivement.	ANNÉE ÉPIDÉMIQUE de 1817, par suite de la mauvaise récolte de 1816.	DIFFÉRENCES en plus pour l'année épidémique.
Janvier.	9,677	8,821	
Février.	8,707	8,218	
Mars.	9,520	9,857	337
Avril.	8,650	9,904	1,254
Mai.	7,801	9,035	1,234
Juin.	6,812	7,822	1,010
Juillet.	6,463	7,278	815
Août.	6,566	6,738	172
Septembre. . .	6,865	6,431	
Octobre. . . .	7,460	7,897	
Novembre. . .	7,225	6,876	
Décembre. . . .	8,225	8,491 (1)	

(1) *V.* le premier recueil officiel des tableaux du *Mouvement de la population dans le royaume des Pays-Bas*, publié à La Haye, en

Ainsi, les épidémies qui résultent de la disette, exercent surtout leurs ravages aux époques annuelles où les alimens sont le plus rares, le plus difficiles à se procurer, où les maladies qui dépendent des conditions pénibles de la vie pour un grand nombre d'habitans sont le plus multipliées, ou bien le plus aggravées, et elles cessent après la moisson qui ramène l'abondance. (1)

Les épidémies semblent, lorsqu'elles sont indépendantes des disettes, se lier d'ordinaire avec l'été ou les chaleurs, et avec la première moitié de l'automne, du moins dans nos climats. Feu Friedlander, dont les recherches sur la statistique médicale n'ont pas été assez appréciées chez nous, avait reconnu ce fait, que j'indique ici, parce que je le trouve établi par lui dans des notes manuscrites, et surtout dans le tableau suivant :

1827, ou bien le développement qu'en a donné M. Ed. Smits, à Bruxelles, dans la même année.

(1) De toutes les causes d'épidémies, les disettes ou famines sont certainement celles qui ont fait le plus de mal. Il serait bien inutile de rappeler ce que j'ai déjà dit pour prouver que celles-ci ne sauraient être dorénavant ni aussi affreuses ni aussi fréquentes que jadis; mais je crois devoir faire observer que pour beaucoup de pauvres la cherté des alimens équivaut toujours au manque des récoltes, et doit produire, par conséquent, chaque fois qu'elle est excessive, un accroissement de mortalité. Il est d'ailleurs bon de dire que par cherté je n'entends point ici le haut prix nominal de la livre de pain, mais ce qu'il en coûte de travail pour se la procurer. Il me semble que sous le rapport qui nous occupe, plus encore que sous tout autre, il vaudrait mieux prendre pour étalon de toutes les valeurs, une journée moyenne de travail, qu'un florin, un franc, un dollard, ou même un boisseau de blé ou de seigle; car, d'un côté, le prix de l'argent change quelquefois assez vite, et, d'un autre côté, les céréales sont loin de faire partout la base de la nourriture principale de l'homme.

Mortalité occasionnée par la peste pendant les différens mois.

MOIS.	VILLE DE LONDRES.					DANTZICK.	MALTHE.	LA VALETTE.	ALEP.	
	1593	1603	1625	1636	1665	1709	1813	1813	1761	1762
Mars.	63	11	23							
Avr.	138	26	85	37	2		3	3	384	867
Mai.	167	63	224	162	43		111	90	777	1,432
Juin.	468	362	894	440	1,060	319	802	472	2,330	5,537
Juil.	2,930	2,999	5,887	456	5,667	1,313	1,595	687	1,726	2,115
Août.	2,880	8,919	16,454	1,239	18,036	6,139	1,041	319	476	387
Sept.	2,200	11,904	9,379	3,856	31,159	8,303	674	68	403	224
Oct.	1,260	4,012	1,514	2,686	9,444	4,932	209	27	438	
Nov.	710	1,362	256	2,592	3,449	1,961	53		544	
Déc.	290	324	37	640	734	584			692	

Dans son ouvrage sur la mortalité dans la ville de Londres (*Mortality of metropolis*), M. J. Marshall a inséré un tableau, semaine par semaine, du nombre des morts attribués à la peste ou bien à des maladies regardées comme pestilentielles, pour vingt années comprises entre 1592 et 1666. Le résultat en est encore le même; car, bien qu'on ne puisse, à l'aide de ce tableau, trouver le nombre exact des décès de chaque mois, on y voit pourtant le *maximum* de la mortalité tomber chaque année sur les mois de juillet,

août, septembre ou octobre, mais principalement
sur celui de septembre (1).

C'est, si l'on a égard à la date des observations, et
à ce que depuis long-temps à Londres la fin de l'été et
le commencement de l'automne comptent très peu
de décès, une preuve de plus que les améliorations
survenues dans les villes y ont déplacé les époques
annuelles du *maximum* et du *minimum* de la mortalité.

Faisons observer que, parmi les épidémies les plus
destructives du genre humain qui ne sont point produites par les disettes, il y en a qui éclatent et atteignent leur plus grande intensité indistinctement pendant toutes les saisons. Mais ces dernières, loin de
n'affliger que des cantons circonscrits, envahissent
et ravagent successivement de grandes surfaces du
globe, et cela dans tous les climats. Telles furent les
deux grandes pestes des VIe et XIVe siècles, et tel est
actuellement le choléra-morbus. On ne connaît la
cause d'aucune de ces terribles épidémies, et les soins
d'une police active paraissent être tout-à-fait im-
puissans pour les prévenir.

On pourrait croire que les mois principalement
chargés de décès attribués aux épidémies sont précisément ceux pendant lesquels ces maladies règnent le
plus souvent. Mais tout vraisemblable que cela soit,
il faut rester dans le doute, car Thomas Short, qui
a fait des recherches sur ce sujet, d'après les registres de quatorze paroisses de l'Angleterre, et pour des

---

(1) *V*. la p. 66. *V*. aussi le tabl. de la p. 65.

périodes de six à quarante-cinq années consécutives antérieures à 1750, n'est point arrivé à ce résultat (1). Il faut convenir toutefois que les recherches dont il s'agit laissent à desirer.

Les épidémies ont pour caractère, à moins qu'elles ne dépendent uniquement ou presque uniquement de la contagion, d'apparaître simultanément dans plusieurs lieux d'une même contrée, d'un même canton, ou sur plusieurs points d'une même ville; de se montrer également à-la-fois dans leur plus grande intensité, sinon partout où on les observe, du moins dans plusieurs endroits; et aussi, de diminuer, de cesser simultanément ou presque simultanément dans les lieux qu'elles avaient envahis, et cela dans l'ordre de l'envahissement par elles de ces lieux. Cette marche les distingue des maladies ordinaires, dites *sporadiques*, qui attaquent les individus isolément, successivement, et indifféremment, pour ainsi dire, à toutes les époques.

Elles ont encore souvent pour caractère de rendre les autres maladies plus rares. C'est du moins une chose assez communément observée, par les médecins, que pendant le règne d'une épidémie, les autres maladies diminuent de fréquence, ou présentent plus

---

(1) Voici d'ailleurs le nombre de fois, en réunissant toutes les observations, que chaque mois a été trouvé épidémique par Short :

Janvier	24 fois.	Juillet	15 fois.
Février	17	Août	25
Mars	23	Septembre	14
Avril	25	Octobre	20
Mai	22	Novembre	19
Juin	6	Décembre	28

V. *New Observations on bills of mortality*, etc., p. 112 et 113.

ou moins les symptômes de celle qui prédomine,
et semblent ainsi lui faire place. Le mois d'avril
dernier nous en a fourni un exemple à Paris, pour
le choléra-morbus. Il en résulte que souvent, quand
l'épidémie n'est pas très meurtrière, le nombre des
morts n'est pas, en réalité, beaucoup augmenté
ou l'est à peine. On dirait que les personnes qui,
dans les temps ordinaires, succombent à toutes
les maladies, meurent alors de celle qui est épidémique, tout comme si les causes particulières de
celle-ci, son existence elle-même, ou les conditions
qui l'accompagnent, étaient de nature à prévenir plus
ou moins les autres maladies mortelles. Ainsi, dans
quarante-sept communes du département de l'Oise qui
ont compté, en 1821, jusqu'à cent seize morts de la
suette-miliaire, la mortalité totale n'a point dépassé,
eu égard à l'augmentation progressive de la population, et malgré l'épidémie, les bornes qu'elle aurait
dû atteindre, en supposant que l'année 1821 eût été
soumise aux mêmes influences que l'année précédente.
Les chiffres suivans en offrent la preuve :

*Décès totaux dans les quarante-sept communes
dont il vient d'être parlé.*

Années	1816.	709
	1817.	735
	1818.	718
	1819.	787
	1820.	813
(1)	1821.	838

(1) *Hist. de l'épidémie de suette-miliaire qui a régné en 1821,*

· La conséquence à tirer de ce fait et de tous les faits semblables que l'on pourrait produire, c'est qu'il y a des épidémies qui ne justifient pas, à beaucoup près, l'effroi qu'elles inspirent d'abord. Il est incontestable, néanmoins, que toute épidémie accroît le nombre ordinaire des malades, et que plusieurs de ces maladies ont comme dépeuplé des contrées entières.

§ V. — *Loi de la mortalité par âge, dans les épidémies.*

·· Un fait non moins curieux à constater que tous les précédens, c'est que la mortalité occasionée par les épidémies *paraît* suivre, pour ceux qui s'en trouvent attaqués, la loi générale de la mortalité par âges. Je m'explique.

Il y a telle épidémie qui sévit particulièrement sur les enfans, et telle autre sur les vieillards. Eh bien, sur un même nombre de malades de chaque âge, la mortalité est d'autant plus forte, lorsque ce sont des enfans, qu'ils se rapprochent davantage de la naissance, et, lorsque ce sont des vieillards, qu'ils sont plus avancés en âge.

Ainsi, M. E.-E. Duvillard ayant fait un relevé, pour la petite-vérole, avant la découverte de la vaccine, des listes de Berlin, Genève et La Haye, a trouvé qu'il meurt de cette maladie, dont presque toutes les victimes s'observent lorsqu'elle est à l'état épidémique, un malade, terme moyen, sur :

5. o qui sont âgés de 1 an.
5. 6 . . . . de 2 ans.

---

dans les départemens de l'Oise et de Seine-et-Oise ; par M. P. RAYER. *V.* les p. 336 à 340.

5. 3 . . . . . de 3
8. 1 . . . . . de 4
12. 2 . . . . . de 5
17. 6 . . . . . de 6 (1).

Enfin, à l'âge de dix ans, il n'en mourrait plus qu'un sur trente-quatre; et ce serait l'époque de la vie où, quand on a la petite-vérole, on y succombe le moins souvent, tout comme c'est aussi l'époque du *minimum* absolu de la mortalité.

Il y aurait bien, il est vrai, d'après M. Duvillard, deux exceptions à la loi que je viens d'énoncer : une pour les petits enfans qui n'ont pas encore accompli un an, et l'autre pour les individus âgés de plus de trente ans.

Mais le nombre très restreint des petites-véroles observées après ce dernier âge, ne permet pas d'attacher beaucoup d'importance à la seconde de ces exceptions, d'autant plus que parmi les malades, quelques-uns ont pu s'en trouver attaqués pour la seconde fois, et que les récidives de cette maladie, ou bien les autres éruptions que l'on prend pour elle, sont assez rarement mortelles.

Quant à l'exception fournie par les enfans au-dessous d'un an, les résultats de l'épidémie qui a régné à Copenhague depuis l'automne de 1825 jusqu'à l'été de 1827, sont si loin de la confirmer, que précisément c'est à cet âge qu'ils montrent la mortalité la plus forte,

---

(1) *Analyse et tableaux de l'influence de la petite-vérole sur la mortalité*, etc.

proportion gardée avec le nombre des malades. (1)
Ajoutons, sans prétendre d'ailleurs décider la question,
que des anciens médecins, qui ont autrefois beaucoup
vu la petite-vérole, m'ont affirmé que le danger d'en
mourir est d'autant plus grand pour les petits enfans
qui s'en trouvent attaqués, qu'ils sont plus près du
moment de leur naissance.

Une tendance semblable se reconnaît, du moins
jusqu'à l'âge de vingt ans, pour la suette-miliaire qui
a régné épidémiquement en 1821 dans le département
de l'Oise. Cette maladie, qui a principalement atteint
les adultes dans la force de l'âge, a fait mourir un
malade sur :

2 dans la première année de la vie.
15 1/2, depuis 1 an accompli jusqu'à 5.
(0 sur 117, depuis 6 ans jusqu'à 15.)
41 depuis 16 ans jusqu'à 20.
16 — 21 — 30
15 1/2 — 31 — 40
26 — 41 — 50
18 — 51 — 60
15 — 61 — 70
11 passé 70 ans. (2)

Il est impossible de n'être pas frappé, ici, de la dé-
croissance régulière dans la mortalité des malades de
la suette-miliaire, jusqu'à l'âge de quinze ans, et de

_____

(1) Voy. la notice du docteur MŒH. sur cette épidémie, ou l'extrait
qui en a paru dans le *Bulletin des sciences médicales*, cahier de
janvier 1830, p. 114 et suiv.

(2) Ces propositions résultent des chiffres suivans, que je reproduis

ne pas remarquer l'accroissement qui a lieu après l'âge de quarante ans. Toutefois, de vingt-et-un ans à quarante, les résultats semblent infirmer la loi annoncée au commencement du paragraphe, seulement comme vraisemblable, on s'en souviendra, et non comme une vérité incontestablement démontrée. Au reste, je donne tous les faits qui peuvent éclairer la question, et que j'ai pu réunir, quel que soit le sens dans lequel ils parlent.

D'après des renseignemens unanimes venus de diverses parties de l'Allemagne, renseignemens que va pleinement confirmer le rapport officiel sur les ravages du choléra-morbus dans la ville de Paris et le département de la Seine, les enfans au-dessous de quatre

---

ici tels que l'addition me les a donnés, bien qu'il ne soient pas tous exacts, comme on va en avoir la preuve :

AGES.	NOMBRE DES MALADES de chaque âge attaqués de l'épidémie dans un certain nombre de communes.	NOMBRE DES MORTS dans les mêmes communes, auxquels sont joints, sans que j'aie pu les en séparer, ceux de deux autres comm.
De 0 an à 1 an.	8	4
De 1 an à 5	31	2
6 — 10	54	0
11 — 15	63	0
16 — 20	164	4
21 — 30	459	29
31 — 40	497	32
41 — 50	386	15
51 — 60	199	11
61 — 70	74	5
Passé 70 ans	11	1
	1946	103
Au lieu de	1901	102 qui

sont indiqués comme totaux.

V. dans l'ouvrage précité de M. Rayer, les p. 207 à 211.

à cinq ans et les vieillards très avancés en âge qui sont attaqués de cette maladie, en meurent presque tous, si l'on peut ainsi dire, tandis que les jeunes gens y succombent le moins souvent.

Enfin, des recherches que j'ai faites sur l'influence des marais, montrent encore la même chose pour les fièvres ou maladies épidémiques qui en résultent; car, à nombre égal de malades, les petits enfans y succomberaient plus que tous les autres, et ce seraient ensuite les vieillards.

L'épidémie de grippe ou de fièvre catarrhale qui a régné dans une grande partie de la France pendant le printemps et l'été de 1831, et qui a surtout attaqué les adultes et les vieillards, du moins à Paris, a principalement été funeste à ceux-ci, lorsqu'ils étaient très vieux.

Tous ces faits, concernant des maladies si différentes, rendent extrêmement probable que la mortalité occasionée par les épidémies, suit d'ordinaire, comme on l'a déjà dit, pour les malades qui en sont attaqués, la loi générale de la mortalité par âges.

De là cette conséquence, que les épidémies qui frappent particulièrement les deux extrêmes de la vie, sont, toute proportion gardée, les plus meurtrières. (1)

---

(1) A presque tous les âges, surtout dans les premiers temps après la naissance, les femmes meurent en moindre proportion que les hommes. Il serait donc curieux de rechercher si, dans les nombres respectifs des deux sexes qui succombent dans la plupart des maladies épidémiques, le sexe féminin est ordinairement épargné, surtout dans les premiers mois de la vie. S'il en était ainsi, ce serait une preuve de plus que la mortalité particulière aux épidémies suit la loi générale de la mortalité. Je dirai, à cet égard, que l'épidémie de

3.

§ VI. — *Comment agit sur la population, tout pré-servatif d'épidémie ou de maladie quelconque. — Erreur relativement à la vaccine.*

Une épidémie, ou toute maladie dont on se pré-serve, supprime bien une cause de mort, mais par cela même la probabilité de mourir des autres maladies devient plus grande. En d'autres termes, en fermant une porte à la mort, le préservatif d'une maladie ouvre les autres plus larges, en ce sens, si l'on peut ainsi parler, que plus de personnes passent par ces dernières; ce qui ne veut point dire que la mortalité doive être également rapide.

C'est ainsi que le préservatif de la petite-vérole, la vaccine, devrait toujours être considéré. Il est évident que l'enfant vacciné à sa naissance, et que l'on empê-che de succomber à la petite-vérole à l'âge de trois mois, de six mois, d'un an, etc. reste soumis à toutes les chances des autres maladies qui n'auraient pu ja-mais l'atteindre.

Voilà la réflexion qu'auraient dû faire ces détrac-teurs de la vaccine qui voyant, par leurs relevés, la petite-vérole emporter de nos jours moins d'enfans qu'autrefois, et la rougeole, la scarlatine, la coquelu-

_____

(1) ....
snette-miliaire, dont il a été parlé, a donné 1 décès sur 13 ma-lades du sexe masculin, et sur 28 du sexe féminin (*V.* la page 213 de l'ouv. précité de M. Rayer); mais que, d'un autre côté, les épidémies de coqueluche sont *ordinairement* un peu plus meurtrières pour les femmes que pour les hommes. Je ne connais pas d'autres faits sur la différence de mortalité dans les deux sexes par l'effet des épidémies.

che, le croup, les maladies cérébrales, en emporter
davantage, ont conclu que la vaccine aggrave ou fait
naître ces maladies. C'est d'ailleurs, en s'appuyant de
calculs erronés qu'ils ont émis une semblable opinion,
ou bien parce qu'étrangers à la théorie des probabili-
tés, leurs observations ne comprenaient pas des périodes assez longues ou des nombres assez considérables.
M. Robert Watt, de Glascow, lui-même, le seul des
adversaires de la vaccine dont le nom doive être cité,
mérite ces reproches.

D'autres, tombant dans une erreur encore plus
grande, s'il est possible, comptent comme autant de
gagné pour la population, tous les individus vaccinés
que la petite-vérole aurait enlevés, tous ceux qui auraient succombé à une maladie dont on les préserve ;
et regardent, par conséquent, comme acquis aux arts,
au commerce, à l'industrie, aux sciences, à la production, à la force réelle des états, les millions d'enfans que la médecine ou la civilisation, dont elle est
l'un des fruits les plus précieux, empêche de mourir
d'une épidémie quelconque. C'est ainsi du moins que
presque tout le monde s'exagère encore le bienfait de
la vaccine. « Quand on lit ou qu'on entend dire qu'en
« conservant la vie à cent mille personnes, la vaccine
« a ajouté cent mille âmes à notre population, on peut
« sourire de l'erreur, et néanmoins applaudir à la dé-
« couverte. » (M. J.-B. Say). (1)

Quoi qu'on dise, quoi qu'on pense à cet égard, ce
n'est point parce qu'on jette sur la terre beaucoup

_____

(1) *Cours complet d'Économie politique*, tome IV, p. 585.

d'enfans, ou parce que la médecine a fait des progrès, parce que ses moyens conservateurs s'étendent, s'appliquent à un plus grand nombre d'individus, que la population augmente, ni parce que la mort en moissonne beaucoup, que la population ordinairement diminue. Les causes qui déterminent la quantité des habitans dans un pays sont autres. Par conséquent, la vaccine, comme tout préservatif de maladies épidémiques, même d'une maladie quelconque, n'augmente pas la population de notre vieille Europe, *du moins directement*; mais, ce qui vaut mieux, elle améliore le sort de ceux qu'elle arrache aux chances de la petite vérole, elle diminue le nombre des aveugles, elle conserve aux individus leur beauté native, et elle allonge leur vie moyenne.

Je m'explique.

Ni les épidémies, ni les guerres ou les famines qui traînent les épidémies à leur suite, ne sont pas, comme on le répète partout, ce qui fait *toujours* diminuer la population, ou même l'empêche de s'accroître. C'est seulement dans certains cas qu'elles ont cet effet, et d'une manière passagère. De même aussi, l'absence des famines, des guerres, des épidémies, quelque longue qu'on la suppose, n'augmente jamais la population, *du moins directement.* La destruction produite par ces fléaux, destruction que des récoltes assez abondantes, la paix et un état de bonne santé publique préviennent, est remplacée, dans les circonstances ordinaires au milieu desquelles vivent les sociétés européennes actuelles, par une autre qui, pour frapper des coups moins violens et inaperçus, n'est pas moins certaine. Enfin, comme on l'avait déjà dit avant M. Malthus, qui a le mérite de l'avoir mieux établi que tous les autres, la population d'un pays, ou le nombre de ses habitans, dépend toujours des moyens d'existence, de la quantité des alimens qu'il fournit ou qu'on peut s'y procurer. En d'autres termes, la population est réglée, bornée par eux, et elle croît ou décroît avec eux.

Si ce qu'on vient de dire est vrai, si la population se met toujours au niveau des moyens de subsistance, les nouveau-venus ne peuvent vivre qu'autant que d'autres s'en vont ou que la masse des subsistances augmente; et, par conséquent, la vaccine ne peut faire arriver à l'âge adulte des enfans qui seraient morts de la petite-vérole que de deux manières :

Ou, en empêchant la naissance d'un certain nombre d'enfans, effet que l'on ne conçoit point d'abord; *mais qui est certain et constaté ;*

Ou, en condamnant au malheur, à une misère excessive, et par suite à une mort anticipée, ceux que les enfans conservés à la vie par la vaccine, privent d'une partie de leurs alimens. Il y a donc, en supposant qu'aucune prudence ne limite notre fécondité, un déplacement de la mort, qui frappe aujourd'hui tel individu qu'elle eût encore épargné, et laisse vivre encore tel autre qu'elle eût frappé. Il est évident que cette substitution, ce remplacement d'un individu par un autre, si important pour les familles, ne touche en rien les états.

« Il est bien entendu que cette proposition ne serait point fondée si on l'appliquait aux lieux dont les habitans étendent autant qu'ils le veulent le sol cultivable, ou bien disposent de moyens d'existence qui peuvent entretenir une plus forte population.

Dans ces lieux, au contraire, la vaccine, comme tout
préservatif d'épidémie ou de maladie mortelle, con-
court directement à l'accroissement de la population;
mais telle n'est point notre Europe, surtout prise en
masse. On se tromperait grandement si l'on pensait
qu'un homme laborieux y a constamment et partout
la certitude de subsister aisément avec sa famille,
même dans les pays où le sol est le plus fertile, les
institutions les plus sages, et l'administration la meilleure.

Si ce que je viens de dire n'est pas erroné, il en
résulte que repousser chez nous la vaccine, ou par
son insouciance ne pas y avoir recours pour sa pro-
géniture, c'est, aux dépens de l'existence de ses propres enfans, assurer celle des autres; c'est, sans le
savoir, être le meurtrier des siens.

Il n'est pas moins certain aussi, que dans toute so-
ciété où, comme chez nous, ce sont en général les
classes instruites, les classes aisées, qui font vacciner
leurs enfans, et le bas-peuple qui s'y refuse, l'heureuse découverte de Jenner profite surtout à ceux
qui, sous tant d'autres rapports déjà, ont tiré, que
l'on pardonne cette expression, le meilleur billet dans
la loterie de la vie.

Toutefois, il ne faut pas croire que la vaccine ou
tout autre préservatif des épidémies ou maladies de
l'enfance, ne puisse jamais, en aucune manière,
contribuer à l'accroissement de la population. En
substituant, pendant un laps de temps donné, un
enfant qui devient adulte à deux enfans qui consomment et meurent avant que de pouvoir rien produire, la vaccine favorise la production, et, par

conséquent, indirectement l'accroissement de la population, en raison de l'excédant des produits ou des moyens de subsistance qui en résulte. Mais, il faut le reconnaître, cet effet indirect de la vaccine sur la population, dont les économistes ont oublié de tenir compte, sans doute à cause de son peu d'importance, est bien minime, en comparaison surtout de celui que si généralement on attribue à la vaccine; car, il est bien démontré, par l'observation unanime de tous les pays, que la population tend à s'accroître, par ses seules forces reproductives, beaucoup plus rapidement que ne le permet tout accroissement possible dans la masse des alimens. (1)

M. Malthus a fait voir combien ce dernier point, que je devais simplement énoncer ici, est fondamental dans toute théorie de la population. On en trouve la démonstration la plus complète dans son ouvrage.

Ce qu'on vient de lire, non-seulement sur la vaccine, mais encore sur tout progrès dans l'art de guérir, sur toute amélioration sociale autre que celle qui consiste à augmenter la masse des alimens ou des

_____

(1) Si ce que l'on annonce de la facilité de changer la fécule de pommes de terre en un pain excellent, vient à se confirmer, l'augmentation considérable dans la masse des alimens qui devra en résulter, ne manquera point, lorsqu'on fera usage de ce pain, d'accroître très rapidement la population, et, par conséquent la vaccine y contribuera aussi pour sa part. Mais, en supposant toujours que la découverte soit réelle, quand la population sera augmentée autant que le permettra la nouvelle source d'aliment dont il s'agit, les choses reviendront exactement, sous le rapport qui nous occupe, à leur état actuel.

moyens d'existence, ne sera, je le sais, qu'un paradoxe aux yeux de beaucoup de personnes. Mais je
prie de considérer que notre Jean-Baptiste Say (1), et
le judicieux, le profond Fourier (2) ont, parmi nos
seuls compatriotes, exprimé plus ou moins formelle-
ment les opinions qui sont développées dans ce mémoire. Quelles autorités dans la science, je le demande, sont préférables à celles-là?

La preuve, d'ailleurs, que je ne nie point, par le
vain désir de me singulariser, les bienfaits de la vaccine, c'est que j'ai eu soin de faire voir comme elle
diminue les souffrances ou les maux qui pèsent sur
l'humanité. J'ajoute que M. Duvillard a calculé que
l'inoculation de la vaccine doit accroître la durée
moyenne de la vie d'au moins trois ans, dans la masse
des individus vaccinés peu de temps après leur naissance (3). On conviendra que c'est là un bien incom-
parablement plus grand que de compter sur notre
globe une population plus nombreuse.

---

(1) *Cours complet d'Économie politiq.*, tome IV, p. 385, etc.
(2) *Rech. statistiq. sur la ville de Paris et le département de la
Seine*, tome Ier, p. 59 et 60.
(3) *Analyse et tableaux de l'influence de la petite-vérole
sur la mortalité*, etc.
Avant M. Duvillard, le célèbre Daniel Bernouilli était arrivé au
même résultat, bien que manquant de données sur la mortalité produite par la petite-vérole aux divers âges de la vie, et qu'il connût
seulement la portion pour laquelle entrait la petite-vérole dans la
mortalité générale.

§ VII. — *Influence des épidémies sur le mouvement de la population.*

Mais si les épidémies ne diminuent point, *communément*, si ce n'est d'une manière très passagère, la population des pays qu'elles ravagent, elles n'ont pas moins sur la population, et sur son mouvement, une influence réelle. Je vais la signaler.

Cette influence varie suivant que les épidémies se renouvellent tous les ans, ou bien ont lieu à de longs intervalles.

Dans le premier cas, c'est-à-dire lorsque les épidémies se reproduisent chaque année ou presque chaque année, comme cela se voit au voisinage des rizières et de beaucoup de marais, en un mot dans tous les cantons essentiellement insalubres, le renouvellement des générations est plus rapide : la vie moyenne des hommes est plus courte, il y en a moins qui atteignent l'âge adulte et surtout la vieillesse. La population ne diminue point, par la raison toute simple que les mariages se font, pour ainsi dire, au sortir de l'enfance, et que, dans un laps de temps donné, il y a, relativement au nombre des habitans, beaucoup plus de naissances que dans les autres pays. Seulement, la place qui, dans les cantons les plus favorables à la longue vie des hommes, se trouve occupée, par le même durant quarante années, le sera successivement par deux ou trois dans les cantons malsains où, par la fréquence des épidémies meurtrières, l'on ne vit, l'un dans l'autre, que vingt ans ou treize, au lieu de quarante; ce qui ne change en rien le nombre des habitans.

Mais si ce nombre ne change point, la valeur des personnes qui le composent est bien différente. Ici ce sont des individus chétifs, infirmes, très souvent malades, qui meurent, en général, et s'anéantissent avant que de pouvoir être utiles, comme des capitaux qui se perdent dans la mer; là, ce sont, au contraire, des hommes bien portans, bien valides, robustes, vigoureux, qui font la force du pays, et vivent, en général, une pleine vie, ou dont le travail dure tout le temps nécessaire pour profiter à eux-mêmes et à leurs familles.

Une bataille est comparable à une épidémie. Eh bien, lors d'une guerre long-temps continuée, celle-ci *peut* également, quoique non interrompue pendant dix ans, quinze ans, vingt ans, ne point diminuer la population des états qui la soutiennent. C'est ainsi que depuis 1791 jusqu'à 1815, le nombre des habitans n'a point diminué en France, en Allemagne, en Italie, en Angleterre, etc., malgré les combats presque continuels qui ont alors ensanglanté l'Europe; et pourtant, c'étaient les hommes les plus forts et dans toute la vigueur de l'âge, que la faux des combats moissonnait. (1)

---

(1) Je n'ignore pas toutefois qu'un savant qui est en première ligne dans la science de l'Économie politique, M. Francis d'Ivernois, a fait d'immenses recherches sur la population de l'Europe, et qu'il conteste le résultat dont il s'agit ici. Mais jusqu'à ce que M. d'Ivernois ait publié l'ouvrage qu'il prépare, je n'ai pu raisonner conformément à son opinion. En attendant, je m'empresse de lui concéder que, par l'effet de la guerre dont je viens de parler, certains âges de notre population masculine doivent être et sont moins nombreux qu'ils ne seraient sans cette guerre.

Mais, à côté de cette destruction et en même temps qu'elle, l'industrie faisait des progrès, la culture ne tirait pas chaque année un moindre parti de la fertilité du sol; et, ce qui doit paraître d'abord une assertion au moins hasardée, il y avait des gens qui faisaient, dans leurs procréations, la part de la guerre (1). Eh bien, c'est de la même manière que dans les lieux insalubres, désolés tous les ans par des épidémies, les habitans font réellement la part de celles-ci dans le nombre de leurs enfans, et que la population s'entretient en partie à son niveau.

Mais si une épidémie beaucoup plus intense, beaucoup plus funeste que d'ordinaire, si une épidémie inaccoutumée dans les lieux où elle se montre, ou bien une guerre violente, vient tout-à-coup enlever une portion très considérable des habitans d'un pays, il se fait un vide sensible dans la population, et, immédiatement après, on remarque, proportion gardée, parmi ceux qui restent, une quantité extraordinaire de mariages et de naissances. C'est à tel point que des unions qui n'ont pas été rompues, et dont on n'attendait plus d'enfans, redeviennent fécondes. Enfin, non-seulement le nombre annuel des morts, mais encore *leur proportion* diminue, tout comme si véritablement les hommes étaient plus vivaces ou moins sujets à mourir.

Voilà ce qui a fait dire que les grandes épidémies sont suivies d'une période de grande salubrité. Mais

(1) Cette dernière proposition, qui n'est point la conséquence directe des faits rapportés dans ce travail, sera développée plus tard par moi.

tout doit porter à croire qu'il n'y en a que l'appa-
rence due, et à ce que la maladie a surtout emporté
les individus malingres, d'une constitution délicate,
détériorée par des souffrances, par des privations antérieures, comme on l'observe, assure-t-on, en
Egypte et à Constantinople lors de la peste; et, par
conséquent, à ce qu'il y a plus de place, plus d'alimens, plus de moyens d'existence pour ceux qui restent, ou, selon l'expression de M. Malthus, à ce que
l'état des classes inférieures s'est amélioré.

Mais, dira-t-on, il ne suffit point d'affirmer que
dans l'état actuel de notre civilisation et dans les pays
pleinement peuplés de l'Europe, la mortalité règle la
fécondité, ou le nombre des morts celui des naissances; il faut en donner des preuves.

Eh bien, soit.

Je citerai d'abord comme exemple le ci-devant
royaume des Pays-Bas (la Hollande et la Belgique
réunies), où l'on a compté :

	Morts.	Mariages.	Naissances.
En 1815, année d'une grande bataille (celle de Waterloo), de combats momentanés, mais de retour à la paix, et de la rentrée dans leurs foyers d'une foule de militaires, dont beaucoup ont voulu par un prompt mariage se soustraire à un rappel.	137,599	48,854	195,360

En 1816, année d'une
mauvaise récolte et de

cherté de vivres 136,123 40,801 196,602

En 1817, année d'une

véritable disette. 152,608 33,881 177,555

En 1818 (Tout étant 140,416 39,218 183,706

En 1819 {   rentré . . 148,397 42,401 205,292

En 1820 (dans l'ordre 145,177 43,258 194,948(1)

Il résulte évidemment de ce petit tableau qu'à la forte mortalité de 1817 a succédé, en 1819, une augmentation notable dans la quantité des naissances. Le nombre de celles-ci s'est, il est vrai, encore accru dans les années suivantes, à partir de 1822, mais par des circonstances étrangères à notre sujet et dont, conséquemment, nous ne devons point nous occuper.

Voyons également ce qui s'est passé dans le département de l'Aisne, à la suite de l'invasion de 1814 et 1815, et de la même disette de 1817. Voici les chiffres :

Années.	Morts.	Mariages.	Naissances.
1813	11,937	5,795	15,682
1814	16,595	3,542	16,147
1815	12,913	3,399	16,077
1816 (2)	11,567	5,237	16,761
1817	13,693	3,495	15,580
1818	10,737	3,812	16,151
1819	13,109	3,958	17,044

(1) V. Premier recueil officiel des tableaux relatifs au mouvement de la population dans le royaume des Pays-Bas, publié à La Haye, en 1827.

(2) V. la Statistiq. du département de l'Aisne, par M. Brayer, 1re partie, p. 61 et 91.

1820	10,249	3,553	16,016
1821	10,186	3,598	15,970
1822 (1)	12,683	4,409	16,397

Ils nous montrent les deux grandes mortalités de 1814 et 1817 suivies, en 1816 et 1819, d'un accroissement remarquable dans le nombre des naissances. La plus forte mortalité a eu lieu en 1814, mais comme elle a surtout porté sur des militaires étrangers au département (2), c'est la mortalité de 1817 qui a déterminé le *maximum* absolu des naissances. Le nombre de celles-ci est, pour 1819, de près de deux mille plus fort qu'en 1818, et de près de trois cents plus fort qu'en 1816. On ne doit pas s'attendre à voir d'ailleurs tous les résultats marcher avec régularité; car, aux causes naturelles qui influent sur le nombre des naissances, il s'en joint d'autres qui dépendent de la volonté, laquelle est elle-même subordonnée au prix des alimens, à des motifs de crainte ou d'espérance, et à beaucoup de circonstances accidentelles.

Voici, parmi les autres exemples que je pourrais produire de l'effet des grandes épidémies sur le mouvement de la population, un tableau très curieux que j'emprunte à l'ouvrage, beaucoup trop peu connu chez nous, quoique assez souvent cité, de Pierre Sussmilch. (3)

---

(1) Depuis 1817, tous les nombres sont pris dans les *Annuaires du bureau des longitudes.*

(2) Les morts dans les hôpitaux militaires et les hommes tués dans les combats ne sont point comptés dans les 16,595, mais bien les militaires morts dans les hôpitaux civils.

(3) *Die Goettliche Ordnung*, etc. V. tome 1er, p. 83 et suiv. des tables.

Mouvement de la population dans la Prusse et le duché de Lithuanie, depuis 1693 jusqu'à 1742.

			ANNÉE MOYENNE.		
Périodes.			Des décès.	Des mariages.	Des naissances.
1695	à	1697	14,862	5,747	19,715
1698	—	1702	15,574	6,064	24,092
1703	—	1708	16,430	6,082	26,896
1709 } Années			59,196	5,477	23,977
1710 } épidém.			188,537	inconnus	inconnues.
1711			10,131	12,028	32,572
1712			10,445	6,267	22,970
1713			13,432	4,930	22,032
1714			11,888	4,544	22,794
1715			12,000	4,571	19,606
1716			12,155	4,530	20,609
1717	à	1721	12,039	4,324	21,396
1722	—	1726	12,863	4,719	21,452
1727	—	1731	12,825	4,803	20,559
1732	—	1735	15,475	5,424	22,692
1736 } Années			26,371	5,280	21,859
1737 } épidém.			24,480	5,765	18,930
1738			15,686	5,873	20,229
1739			15,896	6,163	23,608
1740			15,390	4,505	21,713
1741			15,288	6,894	21,957
1742			14,015	5,975	22,991

Ce tableau nous montre les effets de deux grandes épidémies, ou, comme les annales du temps les désignent, de deux pestes. Celle de 1709 et 1710 fut affreuse. A peine est-elle terminée, que nous voyons les décès annuels, qui étaient auparavant de 16,430, n'être plus que de 10,131, et ils augmentent ensuite successivement. En 1711, époque du retour de la santé, les mariages sont tout-à-coup doublés, et les naissances plus nombreuses de moitié ou environ, ce qui est d'autant plus remarquable que la population venait d'éprouver une perte énorme. Enfin, les naissances et les mariages, toujours très nombreux, surtout relativement aux morts, le deviennent cependant de moins en moins jusqu'en 1716, année à dater de laquelle les décès, les naissances et les mariages reprennent à-peu-près leurs anciens rapports respectifs, tout en devenant, les uns et les autres, toujours plus nombreux, à cause de l'accroissement de la population.

Ce qui est arrivé dans le royaume des Pays-Bas après la disette de 1817, dans notre département de l'Aisne, après les fortes mortalités de 1814 et 1817, en Prusse et en Lithuanie, après la terrible peste de 1709 et 1710, et après celle de 1736 et 1737, est justement ce qui arrive après toute épidémie extraordinairement meurtrière, après toute grande disette, après toute guerre acharnée, ou après les mortalités les plus mémorables. On compte alors, proportion gardée avec la population restante, d'autant moins de décès qu'il y a moins de misérables, et que les individus les plus faibles ont succombé; d'autant plus de mariages qu'il y a plus de places vacantes, plus d'emplois non occupés, et d'autant plus de naissances, on dirait, qu'il y a plus de pertes à réparer. Mais, à mesure que la brèche faite à la population se remplit, les naissances redeviennent peuà-peu aussi rares qu'auparavant, et les décès aussi fréquens.

On peut annoncer à l'avance que l'épidémie de choléra-morbus qui est à son déclin, aura un effet tout semblable dans les cantons les plus maltraités par elle.

Il ne faudrait pas croire pourtant que c'est *directement* parce qu'il est mort beaucoup de personnes cette année qu'il en naîtra beaucoup dans deux ans. Mais une foule de gens en âge de se marier, ou même déjà mariés et qui ne voulaient pas augmenter le nombre de leurs enfans, ont hérité, et ils ne craindront plus la charge d'une famille.

La preuve d'ailleurs que les choses se passent ainsi, c'est que dans nos cantons marécageux où il règne périodiquement, chaque année, des épidémies qui font périr surtout des jeunes enfans, c'est-à-dire des individus dont la mort rompt peu de mariages ou change peu la position des personnes mariées ou en âge de se marier, il n'y a point, à cause de cela, de relation *ordinairement marquée* entre le nombre des morts dans une année, et celui des mariages et des naissances, surtout des mariages, dans les années immédiatement suivantes, comme le fait voir ce tableau du mouvement de la population dans le département marécageux de la Charente-Inférieure :

Années.	Morts.	Mariages.	Naissances.
1817	8,983	3,645	13,647
1818	10,391	3,141	12,761
1819	12,545	3,180	12,816
1820	13,119	3,093	13,076

1821	13,250	3,252	12,898
1822	11,284	3,309	12,730
1823	9,851	3,646	12,680
1824	10,955	3,284	12,442
1825	11,579	3,494	12,946
1826	11,114	3,431	12,749
1827	10,042	3,399	11,981
1828	13,295	3,835	12,262
1829	9,412	3,454	12,239

En nous résumant :

L'influence des épidémies, comme de toute grande perte d'hommes, consiste à accélérer le renouvellement des générations, tout comme l'influence de leurs préservatifs consiste à le ralentir.

Ajoutons que d'ordinaire les vides occasionés par des épidémies dans une population ne se remplissent pas entièrement au moyen des seules naissances. Il se fait sur le théâtre même du fléau, après celui-ci, une immigration aux dépens des pays voisins ; et c'est de cette manière que les lieux habituellement insalubres se recrutent *en partie* de nouveaux habitans. Ainsi, dans notre France, la Bresse marécageuse, la Brenne, certains cantons les plus malsains de la Charente-Inférieure, du Gard, de l'Hérault, du Var, voient arriver tous les ans, des pays voisins, des gens qui viennent y prendre la place et les emplois devenus vacans par la mort des fermiers.

Mais dans quelle proportion ce recrutement contribue-t-il à fermer la brèche qu'une épidémie fait à la population ? Je n'ai pu, jusqu'ici, recueillir de documens sur cette question. S'il m'était permis d'avoir, malgré l'absence de faits positifs et bien appréciés, une opinion sur ce sujet, elle serait que dans les cas d'épidémie circonscrite, bornée à une ville ou bien à un petit canton, l'arrivée des étrangers, c'est-à-dire, l'immigration, est surtout ce qui ramène promptement la population à son niveau. Mais dans les cas où, comme en Prusse et en Lithuanie, pendant 1709 et 1710, c'est tout un grand pays qui perd une portion considérable de ses habitans, la population doit remonter surtout par sa propre fécondité, et plus encore, lorsque, comme dans le cas cité, l'épidémie s'est étendue à des régions éloignées. (1)

On pense assez généralement qu'au bout de dix années un pays dévasté par la peste n'en offre plus de traces. Mais ce n'est qu'une opinion, et suivant que la maladie a été plus ou moins meurtrière, et les contrées désolées par elle plus ou moins étendues, il faut plus ou moins de temps pour ramener la population à son ancien niveau. Il est bien vraisemblable, par exemple, que dix ans après l'épidémie de 1709 et 1710, à plus forte raison après la peste noire du XIV.ᵉ siècle, on s'en apercevait encore dans beaucoup d'endroits. On conçoit aussi qu'il devait y avoir alors des essaims de petits enfans relativement aux autres âges; tout comme, après une guerre long-temps acharnée, les femmes, et, dans la population masculine, les âges

---

(1) 1709 et 1710 ont été des années funestes à la Lithuanie, à la Prusse, à l'Allemagne, à la France, etc. La disette paraît en avoir été la cause, sinon unique, du moins principale. Toutefois plusieurs villes de Prusse, nommément Berlin, ne paraissent pas en avoir beaucoup souffert.

qui n'ont point pris part aux combats, deviennent proportion gardée plus nombreux.

On vient de dire comment, lorsque les choses sont abandonnées à leur cours naturel, se repeuplent les pays ou les villes dévastés par les épidémies. Il est arrivé plusieurs fois, d'ailleurs, que les gouvernemens ont envoyé dans ces lieux, pour remplir promptement les vides faits à la population, des colonies, ou bien ont accordé des primes à ceux qui allaient s'y établir. Mais jamais peut-être, on n'avait imaginé d'y ouvrir un asile à tous les voleurs et assassins, comme le fit Louis XI, à Paris, après la peste de 1466, laquelle, assure-t-on, enleva dans cette seule ville plus de quarante mille personnes dans les deux mois d'août et de septembre. (1)

Or, à cette époque où le terrein occupé par Paris ne faisait pas, ou faisait à peine un septième de celui qu'il occupe aujourd'hui (2), une peste qui enlevait quarante mille personnes en deux mois, était bien autrement meurtrière que toutes celles qu'il a fallu subir depuis. (3)

---

(1) Les criminels de lèse-majesté furent seuls exceptés de cette faveur générale. V. *Hist. de France*, par Villaret, tome XVII, p. 202 et 203.

(2) Suivant M. Millot, ancien élève de l'École Polytechnique, qui a mesuré les accroissemens successifs des surfaces comprises dans l'enceinte de Paris, cette surface en 1466 avait 4,392,000 mètres carrés, tandis qu'elle est, en 1832, de 34,664,000. (*Communication obligeante de M. Millot lui-même*). J'exagère, par conséquent, la grandeur de Paris en 1466.

(3) Quelle belle occasion de répondre à ceux qui, s'appuyant sur les ravages du choléra dans Paris, traitent de *vaniteuses illusions* les améliorations hygiéniques amenées dans cette ville par les perfection-

Conclusions.

Sans reproduire ici tous les faits que nous avons constatés, toutes les conséquences auxquelles nous avons été conduits, je résume ainsi les résultats principaux de ce mémoire :

Les épidémies diminuent de fréquence et d'intensité dans tous les pays qui, de la barbarie ou de l'ignorance, passent à l'état de civilisation, ou d'une civilisation imparfaite à une civilisation perfectionnée.

Les classes misérables en sont beaucoup plus souvent atteintes, et par conséquent beaucoup plus souvent victimes que les classes aisées.

En faisant disparaître les épidémies, en diminuant leur fréquence et leur intensité, la civilisation a déplacé, dans beaucoup d'endroits, les époques du *maximum* et du *minimum* de la mortalité, surtout celle du *maximum*.

Un autre fait non moins important, c'est que, dans les cas d'épidémie, sur un même nombre de malades de chaque âge, la mortalité est d'autant plus forte pour les enfans, qu'ils se rapprochent davantage de la naissance, et pour les vieillards, qu'ils sont plus avancés en âge; de sorte que, sous ce rapport, la loi de la mortalité épidémique suit la loi de la mortalité ordinaire.

---

nemens de la civilisation ! Ces hommes ignorent sans doute la peste de 1466. Toutefois, je ne profiterai pas de tout mon avantage, et je m'empresse de leur accorder qu'il y a vraisemblablement de l'exagération dans le nombre de 40,000 morts en deux mois seulement. Mais aussi qu'ils jettent un coup-d'œil sur le plan de Paris pour 1422 à 1589, et qu'ils le comparent au plan d'aujourd'hui.

De là cette conséquence, que les épidémies qui frappent les deux extrêmes de la vie sont, toute proportion gardée, les plus meurtrières.

On s'exagère beaucoup trop le bienfait de la vaccine. Elle ne fait guère, du moins dans nos pays pleinement peuplés, que déplacer la mort; mais dans les lieux dont les habitans étendent à volonté le sol cultivable ou disposent de plus de moyens d'existence qu'il ne leur en faut, elle accroît véritablement la population.

Il ne faut pas croire pourtant qu'elle ne puisse jamais, en aucune manière, contribuer chez nous à cet accroissement. En substituant, pendant un laps de temps donné, un enfant qui devient adulte à deux enfans qui consomment et meurent avant que de pouvoir rien produire, la vaccine favorise la production, et, par conséquent, indirectement l'accroissement de la population, en raison de l'excédant des produits ou des moyens de subsistance qui en résultent. Mais cet effet est bien minime, en comparaison surtout de celui qu'on attribue à la vaccine.

Tous les préservatifs des maladies de l'enfance agissent de même; de même aussi, en supprimant une cause de mort, ils donnent plus d'activité aux autres.

Dans nos pays civilisés, les épidémies les plus meurtrières ne diminuent la population que passagèrement; le vide de celle-ci se comble très vite, et par des étrangers qui viennent prendre les emplois devenus vacans, et par des mariages et des naissances proportionnellement plus nombreux que jamais.

En un mot, les épidémies accélèrent le renouvellement des générations, et leur absence le ralentit.

Afin de dissiper les doutes que le lecteur pourrait avoir encore sur ces derniers points, je choisis, entre plusieurs exemples que je pourrais également citer, celui que M. Bossi, ancien préfet de l'Ain, a consigné dans la *statistique* de ce département. Cet administrateur ayant égard aux différences de climat et de salubrité, a divisé le territoire du département de l'Ain en quatre zones, et pris pour termes de comparaison, les trois années 1802, 1803 et 1804, parce qu'elles lui ont présenté les données les plus sûres. En opérant ainsi, il a obtenu pour moyennes proportionnelles :

	1 Décès annuel sur.. habitans.	1 Mariage annuel sur.. habitans.	1 Naissance annuelle sur.. habitans.
Dans les communes de la Montagne.	38. 5	179	34. 8
De Rivage.	26. 6	145	28. 8
De la plaine emblavée.	24. 6	133	27. 5
Du pays d'étangs ou de marais.	20. 8	107	26. 1 (1)

Quoi de plus propre que ces résultats fournis par un seul département, à montrer que beaucoup de naissances et de mariages sont très souvent déterminés par beaucoup de décès, et à justifier tout ce que j'ai dit de l'influence des épidémies sur le mouvement de la population?

C'est d'ailleurs un grand et beau sujet de méditation, que la rapidité avec laquelle se réparent les

---

(1) *V.* depuis la page 265 jusqu'à la page 274.

énormes destructions d'hommes dont j'ai rapporté des exemples ; que de voir ainsi notre espèce, soumise à la loi commune à toutes les races d'animaux qui peuplent le monde, osciller toujours, comme elles, entre ces deux actes éternels et successifs de la natuie, produire et détruire, pour produire et détruire encore. Certes, l'effroi des hommes a dû être grand en présence de ces épidémies ou pestes dévorantes qui semblaient les menacer d'une extinction totale, et ils ne pouvaient s'attendre qu'en peu d'années les vides formés dans leurs rangs seraient comblés par une fécondité devenue plus active chez ceux qui survivraient.

Les nouvelles générations qui effacent si vite la trace des générations qui viennent de tomber, offrent certainement un fait bien curieux, mais il n'est que curieux ; nous n'en pouvons faire usage dans la pratique. Un fait bien plus important, parce qu'il renferme un enseignement directement utile, une leçon dont l'application est aisée, est la diminution de fréquence et d'intensité des épidémies par les progrès de la civilisation, et même leur disparution en plusieurs endroits. Faisons des vœux pour que cette leçon soit mise à profit, autant qu'il est possible, par les gouvernemens, par les administrations publiques, et par tous ceux que leur devoir ou leur position appelle à travailler au bonheur des hommes !

BIBLIOTHEQUE NATIONALE

SERVICE DES NOUVEAUX SUPPORTS

58, rue de Richelieu, 75084 PARIS CEDEX 02 Téléphone 266 62 62

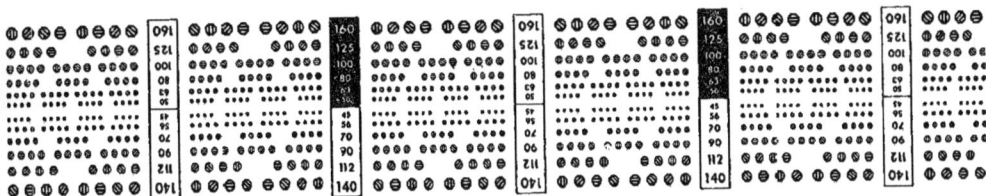

Achevé de micrographier le : 21 / 12 / 1976

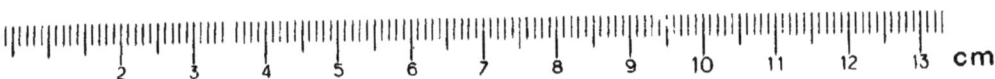

Défauts constatés sur le document original

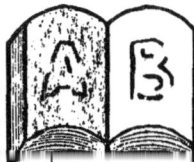

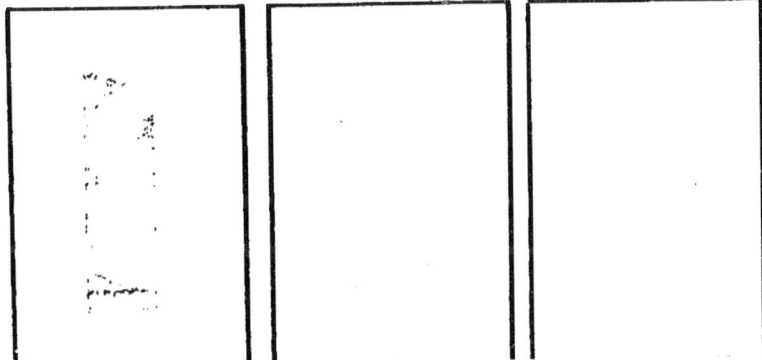

www.ingramcontent.com/pod-product-compliance
Lightning Source LLC
Chambersburg PA
CBHW071329200326
41520CB00013B/2925